LA
CHALEUR RADIANTE LUMINEUSE

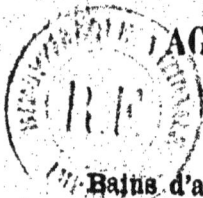

AGENT THÉRAPEUTIQUE

Les appareils Dowsing
Bains d'air chaud jusqu'à 260° centigrades
Bains de chaleur et de lumière

PAR

Le Docteur P. GUYÉNOT (d'Aix-les-Bains)

MEMBRE ET EX-SECRÉTAIRE
DE LA SOCIÉTÉ D'HYDROLOGIE DE PARIS
MEMBRE DE LA SOCIÉTÉ FRANÇAISE DE PHYSIQUE

AVEC

TROIS PLANCHES HORS TEXTE

PARIS
A. MALOINE, ÉDITEUR
23-25, RUE DE L'ÉCOLE-DE-MÉDECINE, 23-25

1901

LA
CHALEUR RADIANTE LUMINEUSE

AGENT THÉRAPEUTIQUE

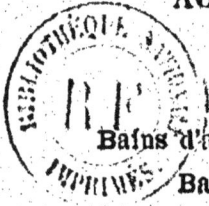

Les appareils Dowsing
Bains d'air chaud jusqu'à 260° centigrades
Bains de chaleur et de lumière

PAR

Le Docteur P. GUYÉNOT (d'Aix-les-Bains)

MEMBRE ET EX-SECRÉTAIRE
DE LA SOCIÉTÉ D'HYDROLOGIE DE PARIS
MEMBRE DE LA SOCIÉTÉ FRANÇAISE DE PHYSIQUE

AVEC

TROIS PLANCHES HORS TEXTE

PARIS
A. MALOINE, ÉDITEUR
23-25, RUE DE L'ÉCOLE-DE-MÉDECINE, 23-25
—
1901

LIBRAIRIE MALOINE, 23-25, RUE DE L'ÉCOLE-DE-MÉDECINE, PARIS

OUVRAGES DU MÊME AUTEUR

La Dengue et l'Influenza. — Journal de Médecine de Paris (1889).

Eaux minérales naturelles autorisées de France et d'Algérie. — Leur analyse, leurs applications thérapeutiques (en collaboration avec Ed. Egasse, avec une préface de M. Dujardin-Beaumetz, membre de l'Académie de Médecine). — Grand in-8° de 600 pages, 2e édition. — Paris, 1892. — Société d'éditions scientifiques.
Prix . . . . **7 fr. 50**

Contribution à l'Étude des Propriétés thérapeutiques et toxiques du Condurango et de la Condurangine. — Grand in-8° de 72 pages. — Paris, 1889.
Prix . . . . **2 francs.**

De l'action physiologique et thérapeutique de la famille des chlorurées. — Communication à la Société d'Hydrologie médicale de Paris. — Paris, 1892. — Société d'éditions scientifiques.
Prix . . . . **1 franc.**

Notice médicale sur Saint-Gervais-les-Bains. — Wallon, éditeur. — Vichy, 1892.
Prix . . . . **1 franc.**

Notice médicale sur les Eaux minérales naturelles de Brucourt (Calvados). — Wallon, éditeur. — Vichy, 1893.

Sur une nouvelle méthode d'application des courants électriques à l'aide de l'eau et de la vapeur d'eau. — Douches hydro-électriques. — Congrès de Rome, 1894. — Wallon, éditeur. — Vichy, 1894.

Étude physique des Eaux thermales d'Aix-les-Bains. — Thermalité. — Électricité. — Ouvrage récompensé par l'Académie de Médecine. — Paris, 1895. — A. Maloine, éditeur.
Prix . . . . **2 francs.**

AVANT-PROPOS

L'année dernière, je recevais d'Angleterre une lampe électrique à incandescence la lampe Dowsing, avec prière d'en
faire l'étude physique dans mon laboratoire. D'après les ren-
seignements accompagnant l'envoi, cette lampe était douée de
la propriété remarquable d'émettre, en dehors des rayons
lumineux, des rayons calorifiques très intenses. Les expériences
faites dans les hôpitaux de Londres à l'aide d'appareils construits pour son emploi dans les applications thérapeutiques de
la chaleur, avaient fait reconnaître la possibilité, avec ce nouveau foyer de chaleur et de lumière, de soumettre le corps
humain à des températures très élevées, pouvant atteindre jusqu'à 260° centigrades sans aucun danger. Des résultats très
favorables avaient été obtenus dans certaines affections, particulièrement d'origine rhumatismale ou goutteuse, et, depuis
trois ans, plus de quarante établissements s'étaient établis en
Grande-Bretagne pour l'administration de ce nouveau traitement.

La lampe Dowsing peut, en effet, être considérée comme un
foyer de chaleur radiante lumineuse produit dans le vide par
la transformation de l'énergie électrique. Les radiations calorifiques y sont très intenses, mais les radiations d'ordre chimique
s'y montrent un peu plus faibles que dans les lampes à arc et
dans la lumière solaire.

Après avoir constaté, au point de vue purement physique,

les propriétés spéciales attribuées à la lampe Dowsing, je fis venir de Londres les divers appareils employés pour les applications médicales de la chaleur radiante lumineuse. — Les résultats obtenus sur quelques malades me décidèrent à me rendre en Angleterre et à y faire un séjour pour étudier plus complètement et sur place l'action physiologique et les indications d'un traitement qui y avait pris naissance.

Ce sont les résultats de cette étude que je soumets au corps médical français, absolument convaincu que ceux qui voudront bien contrôler expérimentalement les assertions contenues dans ce travail, partageront bientôt mon opinion des plus favorable à l'emploi de la chaleur et de la lumière en thérapeutique par les appareils Dowsing. — Il ne faut pas demander des choses impossibles, mais nous avons une arme nouvelle, arme très puissante, sans aucun danger entre des mains judicieuses et qui laisse bien loin derrière elle tous les systèmes de bains de vapeur ou d'air chaud connus jusqu'ici.

Mes investigations ont été rendues particulièrement faciles en même temps qu'agréables, grâce à l'obligeance du Dr Hedley, médecin du London Hospital à Londres, et du Dr Douglass Kerr de Bath. Je suis heureux de leur en témoigner ici toute ma reconnaissance. Leurs recherches expérimentales et leurs observations cliniques ont, d'autre part, largement contribué à établir sur des bases scientifiques l'action physiologique et les indications du nouveau mode d'application de la chaleur et de la lumière.

LA CHALEUR EN THÉRAPEUTIQUE

RÉSUMÉ HISTORIQUE. — CHALEUR HUMIDE. — CHALEUR SÈCHE.
CHALEUR RADIANTE LUMINEUSE.

L'emploi de la chaleur sous une forme ou sous une autre en thérapeutique remonte aux temps les plus reculés; les animaux eux-mêmes, quand ils sont malades, ont instinctivement recours à la chaleur radiante lumineuse du soleil. — L'idée première de recourir à cet agent physique, d'abord pour soulager la douleur, plus tard pour guérir certaines maladies, a certainement son origine dans le bien-être éprouvé par les êtres vivants sous l'influence des rayons solaires. — Les applications de la chaleur dans l'art de guérir sont innombrables; elles se sont graduellement perfectionnées avec les progrès scientifiques, depuis les cataplasmes d'avoine chauffée dans du vin des temps anciens, jusqu'aux appareils élégants les plus modernes pour bains locaux de chaleur sèche ou humide; depuis les premières étuves romaines jusqu'aux Hammams luxueux et confortables de nos grandes villes d'Europe.

Nés de l'empirisme, comme la plupart des traitements, consacrés ensuite par l'observation médicale et les recherches scientifiques, les divers modes d'emploi de la chaleur devinrent durant le dernier siècle un sujet d'études de la part de nombreux médecins.

En 1826, le docteur Gosse, de Genève, dans son traité « des Maladies Rheumatoïdes », écrivait : « La chaleur est l'âme de tout traitement ».

En 1840, le docteur Guyot fit paraître son « Traité de l'incubation ». C'est la première étude sérieuse sur l'air chaud et l'emploi des températures élevées contre le symptôme douleur et particulièrement dans les affections osseuses.

En 1844, Chautard pressentant la valeur de la chaleur radiante lumineuse, recommandait l'insolation dans le rhumatisme. — Dans le même ordre d'idées, Fodéré, de Strasbourg, et Marchant, de Bordeaux, étudiaient l'action des bains de sable échauffé par les rayons solaires. Ce traitement, appelé arénation, est encore d'un usage assez répandu sur les bords du golfe de Gascogne et du bassin d'Arcachon.

Plus près de nous, les travaux sur les bains d'air chaud, sur les bains de vapeur et sur les différentes applications de la chaleur sont si nombreux que plusieurs pages seraient nécessaires pour en citer les auteurs.

En 1896, un ingénieur anglais, Dowsing, inventa une lampe qui transforme dans le vide l'électricité en chaleur radiante lumineuse. — A l'instigation du docteur Hedley, de Londres, médecin au « London Hospital », des appareils spéciaux furent construits en vue de déterminer l'action physiologique de cette nouvelle source de chaleur et de lumière. — Les conclusions de ces intéressantes recherches ont été publiées récemment et viennent d'être confirmées par le docteur Douglass Kerr de Bath, dans un travail où se trouvent consignés très nettement et très impartialement les résultats de trois années d'expérience des bains de chaleur radiante lumineuse Dowsing prescrits concurremment avec le traitement thermal de Bath dans un grand nombre d'affections, plus spécialement d'origine rhumatismale ou goutteuse.

Ce résumé historique très abrégé montre que la chaleur a été dans le passé, et est encore de nos jours, considérée comme un agent thérapeutique de première valeur. Toutefois, les températures élevées, indispensables pour obtenir certaines modifications profondes de l'organisme, n'étaient pas sans présenter des inconvénients plus ou moins graves, dangereux même pour quelques malades. Tous les progrès réalisés par les médecins, toutes les inventions d'appareils nouveaux ont eu principalement pour but d'éliminer autant que possible les inconvénients, tout en conservant l'action curative entière. — De là une multitude d'appareils tour à tour trop favorablement appréciés et trop facilement tombés en discrédit, toute une série d'applications plus ou moins scientifiques, bizarres quelquefois, dont la classification est assez difficile. Il en ressort cepen-

dant que la chaleur peut être employée sous trois
formes : Chaleur humide. — Chaleur sèche. — Chaleur radiante lumineuse.

Chaleur humide. — Sans nous arrêter aux bains, cataplasmes, fomentations, etc., considérons ce qui se passe
dans les bains de vapeur proprement dits dont la température varie de 25 à 55 degrés centigrades. L'étuve
humide dans laquelle se donnent ces bains consiste en
une chambre exactement fermée où l'on fait arriver la
vapeur d'eau pure ou chargée de substances médicamen-
teuses. De 25 à 35 degrés centigrades, les malades sup-
portent généralement bien le bain de vapeur, mais, au-
dessus de ces températures et surtout lorsqu'on dépasse
45 degrés, la respiration et la circulation sont très nota-
blement accélérées et des accidents (vertiges, perte de
connaissance, congestion, hémorragies, etc.) sont à
craindre. Ces accidents sont dus à la vapeur chaude,
qui rend la respiration anxieuse et très pénible, et plus
encore à la difficulté d'évaporation des liquides à la
surface de la peau dans une atmosphère saturée d'humidité. On est parvenu à l'aide du bain en caisse à supprimer le premier de ces inconvénients. En effet, le corps
seul du malade s'y trouve enveloppé de vapeur, la
tête reste hors de l'appareil et les poumons reçoivent
l'air du dehors. Malgré cela, quand on pénètre dans
une salle où se donnent des bains en caisse, on est
généralement frappé de la température élevée, de l'humidité et de l'odeur désagréable de l'atmosphère qu'on y

respire. Quant à la difficulté d'évaporation des liquides
à la surface de la peau dans les bains de vapeur, il est
matériellement impossible d'y remédier.

En dehors du bain complet par encaissement, des
appareils aux formes les plus variées ont été inventés
pour les applications locales.

Chaleur sèche. — Parmi les applications de la chaleur
sèche où l'air ne joue pas le rôle de corps conducteur et
dont la température ne dépasse pas 50 à 55 degrés centigrades, telles que compresses remplies de son, de sel
ou de sable chaud, fomentations sèches, etc., une seule
mérite d'être signalée par sa nouveauté et les réels avantages qu'elle présente : c'est le thermophore électrique
de Cerruti employé depuis quelques mois dans les hôpitaux de Turin et d'autres villes d'Italie. L'appareil se
compose d'une sorte de compresse en étoffe spéciale,
légère, très souple, incombustible, comprenant dans son
tissu même des fils métalliques très fins, parfaitement
isolés. Ces fils aboutissent à un petit câble à deux
conducteurs qui, partant d'une des extrémités de la
compresse, peut s'adapter instantanément à la monture
d'une lampe électrique ordinaire. Dès qu'on fait passer
le courant électrique, la compresse s'échauffe uniformé-
ment sur toute sa surface et, par la manœuvre d'un
régulateur joint à l'appareil, on atteint la température
désirée, qui se maintiendra au même degré jusqu'à
interruption du courant électrique. Le thermophore se
fait en modèles multiples et s'adapte aux diverses parties

2

du corps à l'aide d'une simple bande. En application
directe sur la peau il constitue un mode d'emploi de la
chaleur sèche ; mais en interposant une compresse
trempée soit dans l'eau, soit dans une solution médica-
menteuse, on obtient de la chaleur humide ; il devient
alors un véritable cataplasme, ne se refroidissant pas et
conservant indéfiniment la même température.

Le bain d'air chaud représente l'application la plus
générale de la chaleur sèche ; sa température varie de
40 à 75 degrés centigrades et peut atteindre jusqu'à
110 degrés, maximum supportable quelques instants,
mais auquel il est prudent de ne pas soumettre des malades. Différents procédés ont été mis en usage pour
administrer le bain d'air chaud. Le plus simple consiste
à placer le malade sur un fauteuil, dont le siège est
à une assez grande distance du sol ; une couverture ou
deux, fixées autour du cou, entourent le fauteuil, au-
dessous duquel on a allumé une forte lampe à alcool ;
le corps se trouve ainsi entouré de toutes parts, et l'air,
emprisonné par les couvertures, s'échauffe rapidement.
On prend aussi le bain d'air chaud dans une chambre
appelée étuve sèche, chauffée au moyen de tuyaux qui
en parcourent les parois. On peut enfin se servir d'une
caisse analogue à celle des bains de vapeur où on fait
brûler des lampes à alcool ou plusieurs becs de gaz.

Une atmosphère autant que possible exempte de vapeur d'eau permet à l'organisme de supporter dans
l'étuve sèche des températures beaucoup plus élevées
que dans l'étuve humide, mais, à partir de 75 degrés, les

mêmes phénomènes que ceux décrits au sujet des bains
de vapeur sont à craindre du côté de la respiration et de
la circulation. Remarquons, d'autre part, que le thermomètre habituellement placé dans les bains turcs plus
haut que la tête du malade, indique une température
beaucoup plus élevée que celle de l'air qui entoure le
corps. On s'en rend parfaitement compte par le malaise
éprouvé en montant sur un marchepied de façon à avoir
la tête au niveau du thermomètre, malaise dont on était
indemne quand les pieds reposaient sur le sol. La cause
en réside dans l'augmentation subite de la température,
l'air le plus chaud tendant toujours à gagner les parties
supérieures de l'étuve.

Dans les appareils où la tête reste à l'air libre, on
évite les accidents possibles dus à un milieu respiratoire
surchauffé, mais il est bien difficile, pour ne pas dire
impossible de maintenir exempt d'humidité l'air contenu
dans une étuve, une caisse ou tout autre appareil, car
l'évaporation cutanée fournit rapidement de la vapeur
d'eau, qui, s'accumulant de plus en plus dans un espace
clos, vient entraver bientôt considérablement l'action
particulière de la chaleur sèche sur l'organisme.

Parmi les meilleurs appareils citons le bain Berthe,
local ou général, d'air chaud ou de vapeur à volonté,
dont la température peut être élevée, abaissée ou main-
tenue mathématiquement au même degré, et dans tous
les cas, plus élevée aux pieds qu'à la tête.

En 1893, Tallerman démontra la possibilité d'atteindre avec la chaleur sèche des températures incon-

nues jusque-là. Son appareil se compose d'un cylindre métallique chauffé extérieurement par trente becs de gaz. Le cylindre est fermé à une des extrémités, à l'exception d'une étroite ouverture où se trouve fixé un ventilateur; à l'autre extrémité s'applique un écran mobile d'étoffe particulière, percé d'une ouverture en son centre par laquelle on introduit le membre à traiter. L'appareil constitue ainsi un espace clos avec ventilation continue. De nombreuses expériences dans les hôpitaux d'Angleterre et d'Amérique ont établi qu'une température de 140 degrés centigrades était sans irconvénient et donnait de bons résultats thérapeutiques dans certains cas, mais qu'il était nécessaire de maintenir parfaitement sec, à l'aide du ventilateur, l'air en contact avec la peau.

Un autre appareil, celui de Greville, a beaucoup de ressemblance avec celui de Tallerman; il en diffère par la source de chaleur qui consiste en fils métalliques nus, fixés entre deux parois et échauffés par le passage du courant électrique.

Les inconvénients que nous avons signalés dans l'administration des bains de vapeur et des bains d'air chaud tiennent à l'action même de la chaleur sur l'organisme dans une atmosphère humide quand la température est trop élevée. Pour être complet, il faut y ajouter la contamination de l'air par les produits de combustion des lampes, réchauds, becs de gaz ou tout autre foyer que comportent les appareils transportables et nombre d'appareils fixes.

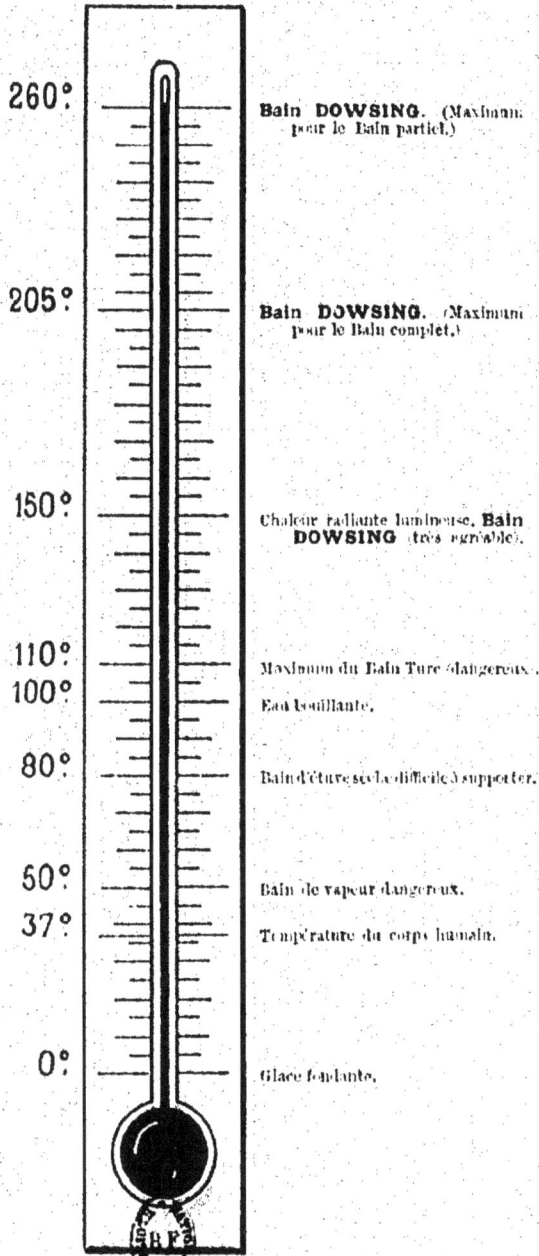

260° — Bain **DOWSING**. (Maximum pour le Bain partiel.)

205° — Bain **DOWSING**. (Maximum pour le Bain complet.)

150° — Chaleur radiante lumineuse. **Bain DOWSING** (très agréable).

110° — Maximum du Bain Turc (dangereux).

100° — Eau bouillante.

80° — Bain d'étuve sèche difficile à supporter.

50° — Bain de vapeur dangereux.

37° — Température du corps humain.

0° — Glace fondante.

Thermomètre centigrade indiquant la température des bains Dowsing par rapport à celle des bains de vapeur et des bains d'étuve sèche.

Chaleur radiante lumineuse. — La chaleur radiante lumineuse est naturelle ou artificielle : naturelle dans les bains de soleil, artificielle dans les bains Dowsing, elle présente des avantages considérables, sans aucun des inconvénients des autres modes d'emploi de la chaleur, grâce à ses propriétés physiques et à son action physiologique spéciales qui permettent de soumettre le corps humain sans aucun danger à des températures atteignant jusqu'à 260 degrés centigrades et d'y produire des modifications profondes, heureusement utilisées en thérapeutique.

Pour se rendre compte de la valeur médicale de la chaleur radiante lumineuse et de ses indications, il est indispensable de faire connaître au préalable ses propriétés physiques dont certaines particularités, importantes, à notre point de vue, sont cependant généralement peu connues du corps médical.

NOTIONS ÉLÉMENTAIRES DE PHYSIQUE

SUR LA CHALEUR RADIANTE LUMINEUSE

La chaleur radiante lumineuse, dont le soleil nous
représente la source par excellence, est l'association de
la chaleur radiante, de la lumière et des rayons chimiques. Toute combustion ignée crée un foyer de chaleur radiante lumineuse, mais il ne faut pas en conclure
que la combustion ignée, dans le sens chimique du mot,
soit toujours nécessaire pour obtenir ce mode de transformation de l'énergie. L'électricité peut se transformer
directement dans le vide en chaleur radiante lumineuse ;
c'est le cas de la lampe Dowsing qui émet simultanément des rayons calorifiques et des rayons lumineux.

Chaleur radiante, lumière et rayons chimiques ne sont,
d'autre part, que trois modalités de l'énergie radiante ;
il n'existe pas entre elles, au point de vue physique, de
différences essentielles et leurs lois de propagation sont
identiques.

La chaleur radiante est celle qui, émanant d'un corps,

passe au travers de certains autres corps, appelés diathermanes, comme la lumière passe au travers des corps
diaphanes. Une partie de la chaleur du soleil traverse,
comme la lumière, toute l'étendue de l'atmosphère sans
en être absorbée; de même le feu du foyer nous échauffe
à distance, sans que la chaleur qu'il émet soit absorbée
par les couches d'air qui nous en séparent. — Ce phénomène s'appelle radiation.

La radiation consiste dans les vibrations de l'éther
soumis à l'impulsion des mouvements moléculaires d'un
corps radiant. — Les rayons lumineux nous sont per-
ceptibles par les yeux, les rayons calorifiques par la peau
et par le corps tout entier; mais les rayons invisibles de
la chaleur, les rayons lumineux et les rayons chimiques,
représentés les uns et les autres par des vibrations de
l'éther, ne se distinguent que par la différence de longueur d'onde. — Tyndall l'a démontré dans ses études
sur le spectre. En effet, lorsqu'on observe la région
obscure du spectre, on remarque que les rayons calorifiques deviennent de plus en plus intenses au fur et à
mesure de l'adjonction des rayons lumineux; en même
temps, l'onde des rayons calorifiques acquiert une plus
grande amplitude, d'où plus grande énergie des vibrations, l'énergie des vibrations étant proportionnelle au
carré de l'amplitude. Il en résulte cette conclusion intéressante, confirmée par l'expérience, que, pour obtenir
des températures élevées, une source de chaleur lumineuse est préférable à toute autre.

Malgré l'identité d'origine de la chaleur obscure et de

la chaleur lumineuse, il n'en est pas moins vrai que,
dans les applications qui nous occupent, cette dernière
jouit de propriétés tout à fait spéciales.

Pratiquement, la transmission de la chaleur obscure
s'effectue surtout par conductibilité et, par conséquent,
détermine l'échauffement des milieux ambiants.

Pour élever, par exemple, de 50 degrés la température d'un corps séparé d'une source de chaleur obscure
par une couche d'air, il est de nécessité absolue que la
température de la couche d'air s'élève aussi de 50 degrés. — La chaleur radiante lumineuse donnera le même
résultat, sans échauffer l'air : ses rayons, comme ceux
du soleil dans les espaces interplanétaires, ne trans-
portent pas d'un point à un autre de la chaleur, mais
seulement de l'énergie sous forme de vibrations, énergie
qui, en rencontrant certains corps, se transformera en
chaleur effective.

La chaleur radiante lumineuse se propage à travers le
vide. Elle peut être diffusée comme la lumière, elle peut
être également réfléchie et dirigée par des réflecteurs. —
On démontre facilement cette dernière propriété en dis-
posant en présence l'un de l'autre, à cinq ou six mètres
de distance, deux grands miroirs sphériques ou parabo-
liques de cuivre poli, de manière que leurs axes soient
coïncidants ; au foyer du premier miroir on met du
charbon allumé, au foyer du second un morceau d'ame-
dou ; celui-ci s'enflamme alors comme s'il était en contact avec le feu.

Les rayons lumineux et les rayons chimiques jouent

un rôle important dans la chaleur radiante lumineuse, et il est utile de rappeler ici certaines de leurs propriétés physiques qui nous intéressent plus spécialement. Dans certaines conditions, la lumière se transforme en chaleur. Nous en avons un exemple frappant dans ce qui se passe dans les serres. Si on y supprime complètement la ventilation par un jour de soleil et qu'on y séjourne quelques heures, la chaleur y devient intolérable en même temps que les fleurs et les feuilles se flétrissent rapidement. Les rayons calorifiques seuls ne sont pas susceptibles de causer cette élévation de température, car il est démontré qu'ils traversent le verre seulement dans la proportion de 33 o/o, chiffre insuffisant pour expliquer la chaleur rapidement croissante de l'atmosphère de la serre. Les rayons lumineux, au contraire, traversent complètement les parois de verre, mais, au contact des plantes et d'objets diversement colorés, se transforment en partie en chaleur obscure ; d'où la nécessité d'une bonne ventilation pour sauvegarder la vie des plantes. Tyndall a démontré le même phénomène par une expérience ingénieuse : Un faisceau de lumière électrique traverse un réservoir rempli d'eau qui absorbe les rayons calorifiques, les rayons lumineux et les rayons chimiques sont concentrés à leur sortie du réservoir par une lentille en glace et enflamment alors un morceau de papier noir. Dans ce dispositif, les rayons calorifiques ont été éliminés, et l'élévation de température du papier noir, suffisante pour l'enflammer, provient surtout des rayons lumineux et des rayons chimiques. En d'autres

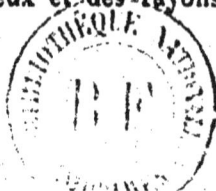

3

termes, les longueurs d'ondes des vibrations ont aug-
menté et la lumière s'est transformée en chaleur.

Certaines substances, parmi lesquelles le platino-
cyanure de barium, ont la propriété d'absorber des
rayons d'une certaine longueur d'onde et d'émettre des
rayons d'une longueur d'onde différente, plus ou moins
lumineux. Ce phénomène constitue la fluorescence dont
la radioscopie représente l'application la plus impor-
tante.

Le docteur Robert Bowles a proposé une théorie du
coup de soleil dans les hautes régions des Alpes reposant sur une transformation analogue de l'énergie. —
D'après lui, la couche épithéliale d'une peau délicate
transmet les rayons lumineux et les rayons chimiques
aux filets nerveux, aux vaisseaux et aux tissus immédiatement au-dessous d'elle ; à ce niveau, les longueurs
d'ondes seraient augmentées de façon à produire des
rayons de chaleur obscure causant les phénomènes de
brûlure connus sous le nom de coup de soleil.

Nous venons de voir que la chaleur radiante lumineuse est formée de la réunion de rayons calorifiques,
de rayons lumineux et de rayons chimiques ; mais il est
possible d'en éliminer soit les uns, soit les autres et
d'avoir séparément à sa disposition la chaleur radiante,
la lumière ou les rayons chimiques.

Pour séparer les rayons calorifiques des rayons lumineux, on utilise la différence fondamentale que présen-
tent la chaleur radiante et la lumière dans leur manière
de se comporter avec les corps qu'elles rencontrent.

Parmi ceux-ci, il en est qui arrêtent complètement la chaleur radiante, et que, pour cette raison, on appelle athermanes, comme il y en a d'autres qui lui livrent passage et qu'on appelle diathermanes. Mais les corps diathermanes ne sont pas nécessairement les corps transparents, de même que les corps athermanes ne sont pas nécessairement les corps opaques. Une solution d'alun, qui se laisse facilement traverser par la lumière, arrête complètement la chaleur, tandis qu'un morceau de sel gemme enfumé ou une solution d'iode dans du sulfure de carbone, qui laisse passer facilement la chaleur, constitue un écran presque complètement opaque pour la lumière.

On démontre ces phénomènes par l'expérience suivante : des rayons de chaleur radiante lumineuse traversent un petit réservoir en verre contenant une solution d'iode dans du sulfure de carbone et sont concentrés à leur sortie sur un tube éprouvette contenant de l'eau ; l'eau entrera bientôt en ébullition ; mais qu'on vienne à remplacer dans le réservoir la solution d'iode par une solution d'alun, l'ébullition cesse instantanément.

La chaleur radiante lumineuse est composée en dernière analyse de radiations diverses, agissant chacune suivant un mode déterminé et divisant le spectre en trois parties : un spectre infra-rouge, un spectre visible et un spectre ultra-violet. Les rayons infra-rouges, rouges et jaunes sont surtout calorifiques, les rayons bleus, violets et ultra-violets jouissent de propriétés bactéricides très prononcées, mises en évidence par Arloing sur le

bacille de l'anthrax, par Geisler sur le bacille typhique,
par d'Arsonval et Charrin sur le bacille pyocyanique,
enfin par Finsen, de Copenhague, qui vient de créer
une méthode de traitement du lupus portant son nom
et adoptée dans de nombreux hôpitaux des grandes
villes d'Europe.

Tout dernièrement, le professeur Lortet, doyen de la
Faculté de médecine de Lyon, et le docteur Genoud,
chef des travaux, ont publié une intéressante monogra-
phie sur ce sujet.

Comme conclusion de cette étude physique élémen-
taire, mais cependant aride pour ceux qui ne s'adonnent
pas spécialement à cette branche scientifique, nous résu-
merons brièvement les propriétés de la chaleur radiante
lumineuse, au point de vue des applications formant le
sujet des chapitres suivants :

1° La chaleur radiante lumineuse se compose de
radiations diverses qui peuvent être isolées :

2° Elle peut être dirigée sur un corps sans échauffer
l'air ambiant ;

3° Elle peut traverser le verre sans perdre ses propriétés ;

4° Elle peut être réfléchie à l'aide de réflecteurs ;

5° Elle peut être diffusée par des appareils spéciaux
et, dans ces conditions, élever l'air à de très hautes
températures.

LES APPAREILS DOWSING

BAINS DE CHALEUR RADIANTE LUMINEUSE

ET D'AIR CHAUD.

BAINS COMPLETS. — BAINS LOCAUX.

Des lampes électriques spéciales constituent la source
de chaleur radiante lumineuse dans les appareils Dowsing. La lampe électrique, inventée par l'ingénieur
anglais Dowsing, est formée d'un filament de composition particulière contenu dans une ampoule en verre,
de forme variable suivant les appareils, et dans laquelle
on a fait le vide. Elle fonctionne sur courant continu
ou alternatif à 110 volts, mais peut être modifiée pour
utiliser tout autre voltage. Au lieu de produire de la
lumière sans chaleur appréciable, comme les lampes
électriques destinées à l'éclairage, elle émet à la fois des
rayons calorifiques et des rayons lumineux. Les rayons
calorifiques sont d'une intensité telle qu'un thermomètre
placé entre deux lampes munies de réflecteurs et sépa-
rées par une distance de 40 centimètres monte presque
immédiatement à 300° centigrades. Le courant électrique,
avant de parvenir aux lampes, traverse une résistance
variable qui sert de régulateur pour obtenir à volonté et

avec une exactitude mathématique une température
déterminée d'avance.

Les lampes sont fixées à des réflecteurs en cuivre poli,
de forme appropriée, mobiles, de façon à prendre toutes
les positions nécessaires pour diriger les rayons de chaleur radiante lumineuse sur une partie du corps ou sur
le corps tout entier. La courbe de la surface de réflexion
doit être telle que les rayons calorifiques émanant de la
lampe ne puissent après réflexion, la venir frapper et la
mettre rapidement hors de service sous l'influence des
températures très élevées qui, s'y développant dans ces
conditions, causeraient parfois la fusion du verre.

Les appareils Dowsing permettent l'application de la
chaleur radiante lumineuse :

1º Par radiation directe sans échauffer l'air ambiant ;

2º Par diffusion dans un espace clos automatiquement
ventilé, avec échauffement de l'air contenu dans l'appareil ;

3º Par utilisation de certaines radiations déterminées,
en éliminant celles dont on veut éviter l'action.

*Appareils à radiation directe du foyer de chaleur
radiante lumineuse.*

Une ou plusieurs lampes Dowsing sont montées sur
des réflecteurs qui, par la diversité de leurs formes,
permettent soit de limiter l'action des radiations à un
point très restreint de l'organisme, soit, au contraire, de
les faire agir sur une surface plus ou moins étendue ou

sur le corps tout entier. Le réflecteur, articulé à la tige verticale d'un pied en fonte très lourd reposant sur le sol, peut être fixé à des hauteurs différentes et se mouvoir dans tous les sens. On peut ainsi diriger très facilement la chaleur radiante lumineuse sur toutes les parties du corps d'un malade assis, debout ou couché.

L'appareil et le malade sont à l'air libre, dont la température n'est pas modifiée: on règle l'action plus ou moins énergique des radiations, soit par la distance du foyer, soit en agissant sur le régulateur du courant électrique. Ce mode de traitement est comparable à un bain de soleil dont on pourrait à volonté graduer l'intensité et augmenter ou diminuer le champ d'insolation.

Appareils pour la diffusion de la chaleur radiante lumineuse avec échauffement de l'air dans un espace clos.

Les lampes Dowsing munies de leur réflecteur, au lieu de rester à l'air libre comme dans les applications précédentes, sont comprises dans un espace clos plus ou moins grand suivant que le traitement doit porter sur une partie du corps ou sur le corps tout entier, moins la tête. On ne doit pas entendre, par espace clos, un espace où la circulation de l'air venant du dehors est complètement supprimée, mais seulement un espace séparé de l'atmosphère ambiante d'une façon suffisante pour permettre par un dispositif spécial la diffusion complète de la chaleur radiante lumineuse sans empê-

cher pour cela le renouvellement de l'air. Une ventilation constante est, en effet, absolument nécessaire pour
éliminer autant que possible, et au fur et à mesure de sa
production, la vapeur d'eau résultant de l'évaporation
très active de la peau chez un sujet soumis à une température élevée. Au début de mes expériences, crai-
gnant un accident possible par insuffisance de ventilation, j'avais placé dans l'appareil un récipient contenant du chlorure de calcium pour absorber la vapeur
d'eau, mais je dus bientôt reconnaître la précaution inu-
tile et me rendre compte que la ventilation automatique
des appareils Dowsing pouvait, à elle seule, maintenir
l'air en contact avec la peau du malade à un degré suf-
fisant de sécheresse. En Angleterre, on ne fait jamais,
du reste, usage de chlorure de calcium.

Ce mode d'application de la chaleur radiante lumineuse comprend des appareils pour bains complets et
pour bains locaux, appareils qui, par une légère mo-
dification de leur dispositif, permettent aussi d'administrer des bains complets ou locaux par radiation
directe et sans échauffement de l'air ambiant. — Le
bain complet se compose d'un lit avec matelas d'amiante,
d'une grande couverture en amiante, de quatre grands
réflecteurs contenant chacun deux lampes Dowsing
et d'un rhéostat régulateur du courant électrique.
Les réflecteurs sont fixés à de grosses tringles métalliques mobiles s'articulant soit au bâtis du lit lui-
même, soit à de lourds pieds de fonte reposant sur le
sol. On couche le malade, une fois dévêtu, sur le matelas

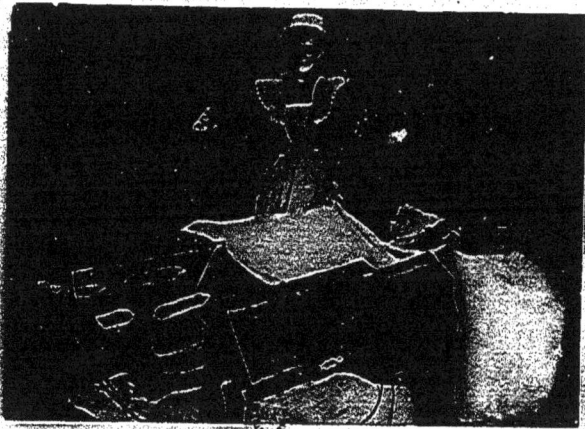

Bain Dowsing complet de chaleur radiante lumineuse.

d'amiante recouvert d'un drap et les réflecteurs sont amenés de chaque côté du lit. La couverture en amiante, sans être en contact avec la peau excepté au niveau du cou qu'elle entoure, laissant ainsi la tête à l'air libre, est placée au-dessus des réflecteurs sur des tringles disposées à cet effet à trente ou quarante centimètres au-dessus du corps du malade. L'appareil ainsi disposé forme une sorte de cage dont un tissu d'amiante constitue les parois supérieure et inférieure, et dont les parois latérales correspondant aux côtés du lit sont formées par les lampes et par des surfaces métalliques polies. Ces dernières sont destinées à réfléchir les diverses sortes de rayons sur le malade et sur l'amiante et à amener ainsi la diffusion de la chaleur radiante lumineuse dans un espace clos, où l'air extérieur conserve cependant libre accès. Il suffit, dans cet appareil, de supprimer la couverture en amiante pour avoir un bain complet par radiation directe sans échauffement de l'air ambiant.

Le bain local pour les membres inférieurs représente en plus petit la disposition du bain complet, mais les réflecteurs sont montés à glissière sur une plaque métallique horizontale, de façon à pouvoir, en s'écartant ou en se rapprochant, augmenter ou diminuer suivant le cas la capacité de l'appareil ; ce dernier est placé sur un bâtis en bois d'une hauteur d'environ trente-cinq centimètres au-dessus du sol. Ayant constaté dans les affections douloureuses la difficulté d'introduction du pied ou de la jambe dans le bain local, j'ai eu recours à un procédé en usage depuis longtemps à l'établissement

4

thermal d'Aix-les-Bains pour l'administration des bains locaux de vapeur naturelle. Le malade est assis sur une chaise roulante à roues entourées de caoutchouc, et amené devant l'appareil dans la position la plus favorable pour que le membre à traiter, légèrement soutenu, vienne se placer de lui-même, sans secousses ni mouvements douloureux, sur un coussin d'amiante jouant ici le rôle du matelas dans le bain complet.

L'appareil pour bain local des membres supérieurs est analogue à celui des membres inférieurs, mais se place sur une table de hauteur ordinaire.

Dans tous les bains locaux, en faisant usage de la couverture d'amiante comme dans le bain complet, on agit par diffusion de la chaleur radiante lumineuse avec échauffement de l'air dans l'appareil; dans le cas contraire on agit par radiation directe san.. échauffement de l'air ambiant.

Pour toutes les applications locales, autres que celles sur les membres, on a recours à l'appareil décrit pour l'action localisée à radiation directe de la chaleur radiante lumineuse, c'est-à-dire au réflecteur supporté par un pied de fonte placé à une certaine distance du malade; mais, pour obtenir la diffusion des rayons avec échauffement de l'air, on dispose le réflecteur contenant la lampe Dowsing à une extrémité d'un large tube évasé en tissu d'amiante, l'autre extrémité entourant la surface à traiter. On constitue ainsi un espace clos de forme à peu près cylindrique à parois latérales en amiante et dont les bases sont constituées l'une par le réflecteur et l'autre par la peau.

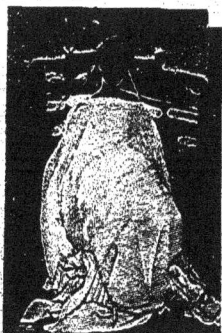

Dispositif pour la diffusion de la
chaleur radiante lumineuse.

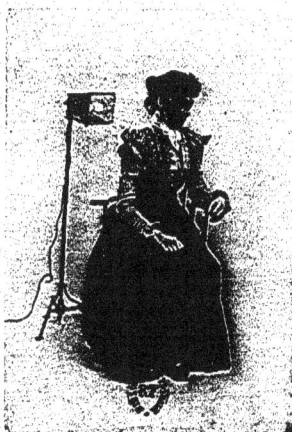

Appareil à radiation directe du foyer de
chaleur radiante lumineuse.

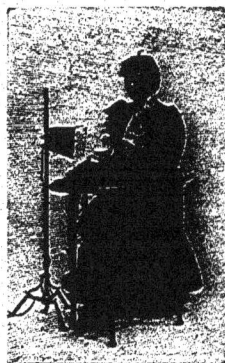

Traitement d'une affection des mains
par radiation directe.

Utilisation de certaines radiations déterminées par
élimination de celles dont on veut éviter l'action.

Pour utiliser certaines radiations à l'exclusion des
autres, on fixe au foyer d'un miroir parabolique une
lampe Dowsing. La circonférence du miroir s'emboîte
sur la grande base d'un tronc de cône métallique dont
la petite base, munie d'écrans divers, laisse passer les
rayons modifiés. Un écran en verre rouge arrête les
rayons chimiques; les rayons calorifiques sont éliminés
au moyen d'une solution d'alun interposée sur leur
trajet; une solution de sulfate de cuivre ammoniacale
comprise entre deux lames de cristal de roche laisse
passer spécialement les rayons chimiques; bref, une
méthode thérapeutique nouvelle, encore à l'étude,
semble prendre droit de cité dans le domaine médical,
et les résultats remarquables obtenus par Finsen, de
Copenhague, dans cet ordre d'idées, ne peuvent man-
quer de susciter de nombreuses recherches de la part
des physiciens et des médecins.

ACTION PHYSIOLOGIQUE

L'action physiologique de la chaleur radiante lumineuse est déterminée par des radiations calorifiques, lumineuses et chimiques, possédant chacune des propriétés intrinsèques; mais c'est surtout l'action sur l'organisme de la résultante de ces divers facteurs qui présente de l'intérêt et qu'il importe de bien connaître, car, au point de vue thérapeutique, on a la plupart du temps recours à la totalité des radiations.

Un phénomène remarquable mérite d'abord d'attirer l'attention. Le corps humain peut supporter, avec la chaleur radiante lumineuse, des températures très élevées auxquelles il est de toute impossibilité de le soumettre avec les autres modes d'application de la chaleur. Le bain complet Dowsing peut atteindre sans danger 205° centigrades (on le prescrit en général entre 150° et 200° suivant les indications); quant aux bains locaux, ils sont très bien supportés jusqu'à 260° centigrades(1).

(1) Pour mesurer ces températures, il est nécessaire de recouvrir de noir de fumée la cuvette des thermomètres.

On se demande à première vue comment une chaleur aussi intense n'amène pas très vite les plus graves désordres dans l'économie. Dans les bains d'air chaud en étuves ou en caisse dépassant rarement 80° centigrades, la transpiration cutanée et l'évaporation pulmonaire sont les deux seuls moyens à la disposition de l'organisme pour maintenir sa température propre dans une atmosphère à température plus élevée. Il en est de même dans les appareils Dowsing, avec cette différence capitale que la fonction thermorégulatrice de la peau et des poumons peut être portée au maximum sans se trouver entravée par la température de l'air respiré et un état hygrométrique trop élevé. — La transpiration cutanée est une application de ce principe, que l'eau ne peut se réduire en vapeur sans absorber et rendre latente une quantité de chaleur considérable. La quantité d'eau qui s'échappe du corps humain à l'état de vapeur est, en moyenne, de 930 grammes environ par jour. Or, la chaleur absorbée et rendue latente par le fait de cette évaporation représente, d'après les mesures très précises que l'on possède sur la chaleur latente de vaporisation de l'eau, toute la chaleur qui serait nécessaire pour élever un pareil poids d'eau de 0° à 537°.

La transpiration cutanée peut donc être considérée comme un régulateur puissant de la température du corps humain; et, dans le fait, l'observation montre qu'elle devient plus active, et, par suite, qu'elle absorbe d'autant plus de chaleur que la température extérieure est plus élevée; mais, pour arriver à ce résultat, il est

nécessaire que l'air en contact avec la peau demeure
très sec; la présence de la vapeur d'eau en proportion
croissante diminue progressivement la transpiration
cutanée pour l'arrêter complètement quand l'air est
saturé d'humidité. L'évaporation à la surface de la peau
produisant de la vapeur d'eau, le renouvellement constant de l'air par une bonne ventilation peut seul
empêcher l'élévation du degré hygrométrique. Les
étuves sèches et les bains en caisse constituent des
espaces fermés, sans ventilation bien appréciable, où le
malade produit constamment de la vapeur d'eau qui
s'accumule et ne tarde pas à amener l'air à un degré
d'humidité voisin de la saturation. La transpiration
cutanée, suffisante au début du bain, va s'affaiblissant
de plus en plus, l'organisme devient impuissant à maintenir sa température propre et une atmosphère surchauffée peut, dans ces conditions, occasionner les plus
graves désordres; à 100°, elle ne tarderait pas à produire la désorganisation même des tissus.

L'évaporation qui se fait dans les cavités pulmonaires
est le second moyen dont dispose l'organisme pour
maintenir sa température propre dans une atmosphère
surchauffée. Son intensité est en rapport inverse avec l'état
hygrométrique de l'air, dont la saturation à une tempé-
ture égale ou supérieure à celle du corps, a pour effet
de la supprimer complètement. L'évaporation pulmonaire n'a, du reste, de rapport avec la température que
par l'influence de celle-ci sur l'état hygrométrique du
milieu respiratoire. La raison en est que l'air sortant du

poumon a toujours la même température et le même degré de saturation; ce qu'il importe de considérer, c'est donc, non sa température initiale, mais la quantité de vapeur d'eau qu'il contenait avant d'être inspiré.

Dans les étuves sèches, la vapeur d'eau de l'air expiré vient s'ajouter à celle provenant de la transpiration cutanée, pour élever progressivement l'état hygrométrique. L'air inspiré se charge de plus en plus d'humidité et empêche bientôt l'évaporation pulmonaire de s'accomplir.

Nous avons dit que le maintien de sa température normale est la condition essentielle permettant au corps humain de supporter des températures élevées. Pour y parvenir, la chaleur qui lui est transmise doit être transformée presque entièrement en une autre forme de l'énergie, la chaleur latente de vaporisation de l'eau; la peau et les poumons sont particulièrement chargés de ce travail et, dans la lutte qu'ils ont à soutenir, la transpiration cutanée et l'évaporation pulmonaire constituent leurs armes; donc, tout phénomène qui entrave ces deux fonctions, place l'organisme dans de très mauvaises conditions. C'est précisément ce qui a lieu dans les bains d'air chaud habituellement en usage.

Les appareils Dowsing utilisent la chaleur radiante lumineuse, soit par radiation directe sans échauffer l'air ambiant, soit par diffusion dans un espace automatiquement ventilé avec échauffement de l'air. Dans le premier cas, le sujet en traitement restant à l'air libre, il est évident que la transpiration cutanée et l'évaporation pulmonaire ne subissent aucune atteinte ; dans le second, une ventilation automatique assure pratiquement le même résultat. Le renouvellement constant de l'air en contact avec le malade et, par conséquent, son état hygrométrique très peu élevé, suffisent à démontrer physiologiquement la possibilité des applications de la chaleur radiante lumineuse à des températures inconnues jusqu'ici.

L'action physiologique de ces hautes températures est d'une puissance et d'une uniformité remarquables dans ses manifestations. Étudiée par le docteur Hedley, du London Hospital, le docteur Sibley, du North West London Hospital, et le docteur Douglass Kerr, de Bath, elle se rapproche beaucoup de celle que Chrétien, de la Salpêtrière, avait constatée dans les bains locaux d'air surchauffé et peut se résumer de la façon suivante :

Rougeur très marquée de la peau, due à la dilatation des capillaires sanguins ; transpiration plus ou moins abondante ; accélération plus ou moins grande du pouls ; disparition rapide, quelquefois immédiate de la douleur ; élévation temporaire de la température du corps ; augmentation des matériaux solides de l'urine, particulièrement de l'urée, et de l'acide urique, et élimination plus considérable d'acide carbonique par les poumons.

La rougeur de la peau n'est pas uniforme ; elle présente un aspect marbré dû à la dilatation des vaisseaux sanguins formant la trame capillaire des espaces alvéolaires du corion.

La transpiration cutanée est différente suivant les

sujets, mais toujours plus abondante que dans les étuves sèches. Elle augmente avec la température et s'étend à toute la surface du corps, même dans les applications locales de peu d'étendue.

L'accélération du pouls, quoique variable, est moins prononcée que dans les bains d'étuves; elle résulte de la dilatation des vaisseaux périphériques qui facilite l'action du cœur et lui permet des contractions plus complètes et plus énergiques. Une heure après un bain de chaleur radiante lumineuse, le pouls devient moins fréquent et plus fort qu'il n'était auparavant, particulièrement chez les sujets atteints d'une certaine faiblesse des contractions cardiaques; donc, pas de contre-indication formelle de ce mode de traitement dans les maladies de cœur à la période de compensation.

L'action sédative contre le symptôme douleur est des plus caractérisée. Immédiate dans les accès de goutte aiguë, elle apporte un soulagement considérable dès la première application des radiations calorifiques et lumineuses dans les entorses, les contusions, les affections rhumatismales articulaires ou musculaires et les névralgies, pour s'accentuer de plus en plus dans les applications subséquentes. Le mécanisme physiologique de cet important phénomène se confond avec celui de l'action curative. Ils seront traités ensemble et comme conclusions de ce chapitre.

Dans un bain Dowsing à 200° centigrades et d'une durée de trente à quarante minutes, la température du corps, prise sous la langue, s'élève graduellement, en

général, de six à huit dixièmes de degré, rarement de
plus de un degré; après le bain, elle redescend en vingt
minutes environ à la normale et s'y maintient. Dans
une étuve sèche, après un séjour de dix minutes, à
106°,44, on constate une augmentation de plus de un
degré sous la langue (Dobson). Vingt à trente minutes
après la sortie d'une étuve, l'élévation de température
fait place à un abaissement par rapport au degré initial
(Hoppe). A cette action déjà si différente des bains
d'étuves, vient s'ajouter une particularité appartenant
en propre à la chaleur radiante lumineuse : une appli-
tion locale, même de peu d'étendue, élève toujours de
quelques dixièmes de degré la température de l'organisme tout entier. On a prétendu que la chaleur
radiante lumineuse, pénétrant profondément tous les
tissus, se répandait rapidement dans toute l'économie
par la circulation du sang. On peut admettre également,
par analogie avec ce qui se passe dans une application
d'électricité statique, que l'élévation de température
provient d'une activité exceptionnelle et soudaine des
oxydations. Ce sont des théories, ayant besoin de
confirmations expérimentales pour être définitivement
admises.

L'augmentation de l'élimination des matériaux solides
de l'urine, surtout de l'urée et de l'acide urique, semble
résulter principalement de l'élévation de la température
du corps, du flux plus rapide du sang dans les capillaires dilatés et de l'abondante transpiration cutanée. Il
est à remarquer, toutefois, que le volume de l'urine

émise en vingt-quatre heures est presque toujours aug-
menté dans le cours d'un traitement par les bains
Dowsing. Dans une de mes expériences, la quantité
d'urine a passé de 1020 centimètres cubes avec 15
grammes d'urée par vingt-quatre heures à 1450 centimètres cubes avec 24 grammes d'urée après trois bains
complets à 180° centigrades et de trente minutes de
durée, le régime étant resté le même comme aliments
et comme boisson.

L'élimination plus considérable de l'acide carbonique
par les poumons est constante et résulte de la stimulation générale des fonctions de nutrition et d'élimination
des produits d'oxydations. La fréquence de la respiration reste la plupart du temps normale ; quelquefois,
cependant, on remarque une légère accélération.

L'adjonction des rayons lumineux et des rayons chimiques aux rayons calorifiques proprement dits imprime
à la chaleur radiante lumineuse un caractère très diffé-
rent de la chaleur obscure. Deux expériences du docteur William Bain, d'Harrogate, que j'ai répétées moi-
même fournissent des indications d'une grande importance
à cet égard. Dans la première expérience, une des jambes
de derrière d'un chien préalablement anesthésié avec de
l'éther est placée dans une caisse *ad hoc* remplie d'air
chauffé par une source de chaleur obscure. Dans la
deuxième expérience faite quelques jours après avec le
même animal et dans les mêmes conditions, on remplace
la caisse à air chaud par un appareil Dowsing où la
jambe est exposée à la chaleur radiante lumineuse. Les

résultats sont les suivants : Avec la chaleur obscure ;
température de l'air contenu dans la caisse 150 degrés
centigrades ; élévation de la température du corps 1 degré, élévation de la température du membre dans la
caisse 3°,6. Avec la chaleur radiante lumineuse ; température dans l'appareil Dowsing 122 degrés ; élévation de
la température du corps 1°,8 ; élévation de la température du membre dans l'appareil 8°,3. Au point de vue
physiologique on ne peut tirer de ces expériences des
conclusions applicables à l'homme dont les fonctions
cutanées sont trop différentes de celles du chien, mais il
n'en reste pas moins démontré que la chaleur radiante
lumineuse à 122 degrés centigrades amène une élévation
de température soit locale soit générale, très supérieure
à celle produite par la chaleur obscure à 150 degrés. La
chaleur radiante lumineuse possède donc une puissance
de pénétration qui lui est propre.

Les rayons chimiques ont une action excitante très
marquée sur la peau. Nous avons vu précédemment
leur rôle dans la production du coup de soleil ; aussi,
chez les sujets à peau très délicate, est-il prudent de
faire usage d'écrans spéciaux en verre rouge qui élimi-
nent les rayons chimiques. Sans cette précaution on
peut craindre aux températures très élevées l'apparition
de phlyctènes, sans aucune gravité du reste, mais qui
n'en effraient pas moins le malade.

Les propriétés des rayons chimiques ont été d'autre
part, heureusement appliquées par Finsen de Copenhague
dans le traitement du lupus. Il a démontré également

l'action favorable des rayons rouges dans l'évolution de deux fièvres éruptives, la rougeole et la petite vérole. Certains auteurs attribuent aux rayons bleus une action spécifique contre l'anémie et le lymphatisme, voire même la tuberculose pulmonaire. L'action physiologique particulière des diverses radiations n'est pas encore très connue et constitue un vaste champ d'étude ouvert à ceux qu'intéressent les agents physiques en thérapeutique. Prenant cependant tous ces faits en considération, il est incontestable que nous avons dans la chaleur radiante lumineuse un agent thérapeutique qui, tout en conservant au plus haut degré les avantages des anciens modes d'application de la chaleur, en supprime les inconvénients et possède quelque chose de plus : les rayons lumineux et les rayons chimiques, lesquels par un emploi judicieusement approprié peuvent dans certains cas donner d'excellents résultats, résultats analogues à ceux de la lumière solaire, sans vouloir cependant leur attribuer au même degré l'action générale reconstituante de la vie en plein air sous les rayons d'un soleil d'été.

Cette analyse des phénomènes multiples se produisant dans l'organisme sous l'influence de la chaleur radiante lumineuse permet de se rendre compte d'une manière satisfaisante de son action curative dans diverses affections et de ses propriétés sédatives remarquables contre certains symptômes douloureux. Le docteur Hedley en a donné une théorie des plus vraisemblables et tout à fait conforme à notre manière de voir. On pourrait prendre comme exemple une des nombreuses formes d'arthrite

rhumatismale ou goutteuse dans lesquelles le traitement
par les bains Dowsing est indiqué; mais la question se
complique alors des conditions étiologiques et diathé-
siques; il vaut mieux considérer ce qui se passe dans
une entorse récente, cas particulier plus simple qui
mettra beaucoup mieux en relief le mécanisme de l'action
curative.

A la suite du traumatisme, la distension des ligaments,
l'arrachement plus ou moins prononcé de certains d'entre
eux et les déchirures du tissu fibreux causent l'extravasation
du sang dans les tissus, peut-être dans l'articulation elle-
même. Un gonflement plus ou moins volumineux survient bientôt, suivi des symptômes de réaction inflamma-
toire s'étendant à la membrane synoviale, aux ligaments,
aux aponévroses et à tous les tissus dans le voisinage
immédiat de l'articulation. La douleur est intense, le
moindre mouvement volontaire ou passif la rend intolérable. En même temps les artères et les artérioles se sont
dilatées et leur capacité étant augmentée, la quantité de
sang envoyée par chaque contraction cardiaque devient
beaucoup plus grande qu'à l'état normal au siège du
traumatisme. La dilatation des capillaires alimentés par
les artérioles en question est proportionnellement moins
prononcée et résulte principalement de leur distension
passive par un volume de sang supérieur à celui qu'ils
peuvent contenir. Il en résulte que la différence normale
de pression entre le sang des capillaires et la lymphe
contenue dans les espaces lymphatiques qui les entourent
augmente considérablement et amène la diffusion d'une

certaine quantité de lymphe coagulable. Il peut même
arriver que la circulation capillaire soit arrêtée par des
amas de globules rouges et de globules blancs adhérents
entre eux ; dans ce cas la suractivité de la circulation
est suivie de stase, mais la migration des éléments cellulaires n'en est pas moins active, et leur désintégration
ne tardera pas à produire la coagulation de la lymphe
diffusée à la surface des parties affectées par le traumatisme.

Les tissus environnants, comparativement beaucoup
moins atteints, par suite de l'impossibilité pour les lymphatiques d'absorber les produits de l'exsudation vas-
culaire, deviennent œdémateux, distendus par le sérum
du sang qui, n'étant pas en contact avec des éléments
en voie de désintégration, ne se coagule pas. Les symptômes douloureux proviennent en grande partie de la
compression produite par une exsudation sans écoule-
ment autour et dans une articulation que protègent des
ligaments et du tissu fibreux inextensibles. Le système
lymphatique, par une suractivité de sa fonction d'absorption, tend certainement à faire disparaître cette pression
anormale, mais une telle compensation n'est pas suffisante et l'œdème à un degré plus ou moins prononcé
est de règle.

Quelle sera l'action de la chaleur radiante lumineuse
dans de telles conditions ? Peu de temps après avoir
placé le membre dans un appareil Dowsing, la peau
rougit et transpire abondamment. La rougeur de la peau
est due à la dilatation des vaisseaux cutanés. La transpi-

ration résulte : 1° de la dilatation des vaisseaux, particulièrement de ceux de la trame capillaire du corion
qui sont en relation intime avec les glandes sudoripares
et sébacées et les follicules pileux ; 2° de la stimulation
directe des éléments cellulaires et des glandes par les
diverses radiations ; 3° de l'excitation réflexe des nerfs
vaso-moteurs. Comme l'élément liquide de la transpiration cutanée provient probablement d'une exsudation
à travers les parois des capillaires de la peau, la pression
du sang dans les capillaires tendra à s'égaliser avec la
pression du liquide contenu dans les vaisseaux et dans
les espaces lymphatiques adjacents, et la diminution de
l'œdème s'ensuivra. — D'autre part, la dilatation des
vaisseaux cutanés et la nécessité pour les tissus de remplacer le liquide perdu par la transpiration amèneront un
mouvement général du sang et de la lymphe des parties
profondes aux parties superficielles ; cette circulation
locale, en quelque sorte centrifuge, jointe à une suractivité fonctionnelle d'absorption de la part des lymphatiques, abaissera la pression intra et périarticulaire,
cause principale du symptôme douleur, et entraînera en
même temps certains produits morbides dans la circulation générale. A ce moment, sous l'action pénétrante
prolongée de la chaleur radiante lumineuse, les artères
qui se divisent et se subdivisent dans le tissu cellulaire
sous-cutané pour alimenter les capillaires de la peau se
dilateront, tandis que les vaisseaux profonds, c'est-à-dire
les artérioles nutritives de l'articulation auront une ten-
dance à se contracter d'après la loi connue de com-

pensation. Ces diverses modifications de la circulation sanguine et lymphatique exciteront enfin, au moins pendant quelque temps, l'activité de la nutrition locale et faciliteront ainsi la réparation des tissus.

Dans les applications de la chaleur, la thérapeutique met à contribution les phénomènes physiologiques résultant de la lutte de l'organisme pour maintenir sa température propre dans un milieu à température plus élevée. La puissance curative sera le plus souvent en raison directe de l'intensité de cette lutte. La chaleur radiante lumineuse permet de la porter à son maximum sans danger pour l'organisme, et la présence des rayons lumineux et des rayons chimiques constitue des facteurs nouveaux doués de propriétés dont l'utilité est incontestable dans bien des cas.

INDICATIONS THÉRAPEUTIQUES

Toutes les affections justiciables des bains d'air chaud, soit locaux, soit généraux, sont traitées avec de grands avantages par la chaleur radiante lumineuse à l'aide des appareils Dowsing. On n'a plus à redouter, en effet, les accidents d'une mauvaise évaporation cutanée et pulmonaire, d'où la possibilité de soumettre l'organisme à un traitement intensif à des températures très élevées, variant de 150 à 205° centigrades pour les bains complets, et pouvant atteindre 260° pour les applications locales.

L'action physiologique, appuyée sur des observations cliniques déjà nombreuses, a permis de déterminer certaines affections où ce traitement rencontre des indications très précises et donne des résultats particulièrement favorables.

Goutte. — Un seul bain Dowsing suffit souvent pour diminuer, dans des proportions considérables, la douleur dans un accès de goutte aiguë. L'effet sédatif commence à se produire à la température de 160° centigrades et se continue pendant plusieurs heures après le bain, dont la durée varie de 30 à 45 minutes. Quand la douleur réapparaît, elle est toujours très atténuée. Le docteur Douglass Kerr, de Bath, qui a une grande expérience de ce genre d'affection, prescrit un bain complet le matin et un bain local l'après-midi. La durée des attaques les plus sévères est alors réduite à quelques jours. D'après cet auteur, les meilleurs résultats s'obtiennent en combinant le traitement par la chaleur radiante lumineuse avec le traitement thermal de Bath ou en l'en faisant suivre; mais le traitement thermal est contre-indiqué à la période aiguë. Deux cas que nous avons traités, suivant cette méthode, en combinaison avec le traitement thermal d'Aix-les-Bains, ont été la confirmation de cette opinion. Dès le début du traitement Dowsing, nous avons constaté que les urines deviennent plus abondantes, plus riches en urée, en acide urique et en urates.

Dans la goutte subaiguë ou chronique, tout en apaisant sûrement les symptômes douloureux, on évite souvent les déformations qui sont la conséquence de ces longues attaques à poussées paroxystiques intéressant simultanément un certain nombre d'articulations. Dans les cas voisins de la cachexie goutteuse, où l'activité fonctionnelle de la peau est réduite au minimum, où des urines avec excès d'urée et d'acide urique sont émises en petite quantité, il semble qu'une abondante sudation devrait en diminuer encore le volume: c'est le contraire qui se produit et l'amélioration des fonctions d'éliminations ne tarde pas à avoir un retentissement sur l'état général du malade.

Rhumatisme. — Dans un cas de polyarthrite rhumatismale fébrile où le salicylate et l'antipyrine ne semblaient pas donner de résultats très appréciables, nous avons adjoint un bain complet de chaleur radiante lumineuse à 150 degrés, d'une durée de trente minutes, chaque jour. Nous avons constaté aussitôt l'atténuation des douleurs, la diminution du gonflement, l'abaissement de la température et l'augmentation du volume des urines. C'est, à notre connaissance, la première fois qu'on emploie ce genre de traitement dans une affection fébrile. La durée de l'attaque a été de douze jours, les douleurs peu prononcées dès l'application de la chaleur radiante, et la convalescence n'a donné lieu à aucune complication. On ne peut tirer de conclusions d'une observation unique, mais nous n'hésiterions pas, à l'occasion, à avoir recours au même traitement.

Dans les différentes formes de rhumatisme chronique articulaire ou musculaire, dans le rhumatisme blennorragique et l'arthrite sénile, l'action sédative des symptômes douloureux est de règle, et l'impotence des membres atteints s'améliore graduellement. L'adjonction du traitement thermal d'Aix-les-Bains et de mouvements méthodiquement gradués est tout particulièrement indiquée dans cette classe d'affections.

Contusions. — *Entorses.* — *Suites de fractures et de luxations.* — Le mécanisme de l'action curative dans l'entorse, exposé à la fin du chapitre précédent, peut s'appliquer à la contusion. Dans ces deux affections, la chaleur radiante lumineuse rend de grands services. A Manchester, il existe un service permanent de bains Dowsing à l'infirmerie spéciale des joueurs de foot-ball, dont le sport occasionne fréquemment des traumatismes de ce genre. Dans les suites de fractures et de luxations des membres, en dehors d'une action spéciale contre les raideurs articulaires, l'atténuation immédiate des douleurs et leur disparition rapide permettent d'instituer, peu de temps après l'accident, des mouvements méthodiques pour rétablir la fonction et arrêter les progrès de l'atrophie musculaire, due à l'immobilisation.

Phlébite. — Traitement de choix, même dans les cas où le gonflement œdémateux est arrivé à l'état chronique. Après un seul bain, on constate une diminution marquée dans le volume du membre atteint qui, par les applications subséquentes, reprend graduellement ses formes normales.

Rhumatisme déformant (Rheumatoïd arthritis des Anglais). — D'après le docteur Douglas Kerr, au début de l'affection, même à la période de poussées aiguës, les articulations s'améliorent rapidement, l'état général devient meilleur et la plupart des malades augmentent de poids pendant le cours du traitement. A une période plus avancée, avec articulations difformes, plus ou moins ankylosées, mais non douloureuses, la chaleur radiante lumineuse seule est inefficace. Si, dans ces cas, on brise les adhérences soit graduellement, soit brusquement, un bain Dowsing, immédiatement après, réduit considérablement les douleurs et le gonflement consécutifs, et les bains suivants hâtent le recouvrement de la fonction.

Sciatiques. — Dans les sciatiques, les résultats sont contradictoires : tous les malades éprouvent du soulagement pendant la durée du bain ; quelques-uns guérissent rapidement; chez d'autres, au contraire, survient une recrudescence des symptômes aigus. Ces différences dépendent très probablement d'un diagnostic insuffisamment établi, et nous savons tous que, dans la sciatique névritique, par exemple, on n'obtient pas, quelque soit le traitement, des résultats comparables à ceux obtenus dans la sciatique névralgique.

Néphrites. — L'utilité du bain Dowsing dans les néphrites consiste dans l'abondante diaphorèse qu'il provoque, soulageant ainsi le travail des reins, sans avoir à redouter de complications cardiaques.

Les affections générales, obésité, anémie, débilité générale, diathèse arthritique, tirent des indications de l'action excitante prononcée de la chaleur radiante lumineuse sur les fonctions de nutrition, et sur les fonctions d'éliminations de la peau et des poumons; il est démontré, en outre, que les rayons lumineux augmentent dans une certaine mesure le nombre des globules rouges et leur pouvoir d'oxygénation.

CONCLUSIONS

La chaleur radiante lumineuse est constituée par l'association de radiations calorifiques, lumineuses et chimiques, douées chacune de propriétés physiques, chimiques et physiologiques particulières. Elle est produite à l'aide du courant électrique traversant un filament de composition spéciale, contenu dans des ampoules en verre de formes variées où on a fait le vide et appelées lampes Dowsing du nom de l'inventeur.

La chaleur radiante lumineuse peut se diriger sur un corps sans échauffer l'air ambiant, traverser des lames de verre sans perdre ses propriétés, être réfléchie ou enfin diffusée dans des appareils spéciaux à ventilation automatique, connus sous le nom de Bains Dowsing. L'air contenu dans ces appareils s'élève rapidement à des températures très élevées, qu'on peut déterminer et régler mathématiquement au moyen d'un régulateur. Les diverses radiations peuvent être isolées les unes des autres, et certaines d'entre elles éliminées suivant l'effet à obtenir. Elles sont même susceptibles de se transformer, dans de

certaines conditions, en radiations d'une plus grande
longueur d'onde ; mais, d'après la loi générale de la dé-
gradation de l'énergie, la transformation inverse est
impossible; la lumière, par exemple, peut être transformée en chaleur obscure, la chaleur obscure ne peut se
transformer en lumière.

Dans les appareils Dowsing la tête reste toujours à
l'air libre et le corps humain supporte sans inconvénients des températures s'élevant jusqu'à 260 degrés
centigrades, grâce à un état hygrométrique maintenu
constamment à un degré très peu élevé, à une ventilateur continue de l'air autour du malade et à l'absence
totale de produits gazeux délétères provenant du foyer de
combustion, toutes conditions assurant l'intégrité de la
transpiration cutanée et des fonctions pulmonaires, qui
sont toujours plus ou moins entravées dans les divers
systèmes d'étuves et de bains d'air chaud, locaux ou
généraux.

L'action physiologique des bains Dowsing consiste
dans les phénomènes suivants :

1° Rougeur très marquée de la peau ;

2° Transpiration cutanée très abondante et élimination
plus considérable d'acide carbonique par les poumons ;

3° Accélération du pouls et élévation de la température de l'organisme. Ces deux phénomènes sont moins
marqués proportionnellement que dans les bains d'é-
tuves ;

4° Augmentation du volume et des matériaux solides
de l'urine, surtout de l'urée et de l'acide urique;

5° Suractivité des fonctions de la nutrition générale et d'élimination des produits d'oxydations organiques ;

6° Puissance de pénétration des rayons calorifiques beaucoup plus intense qu'avec la chaleur obscure ;

7° Excitation particulière de la peau par les rayons chimiques, qui jouissent d'autre part de propriétés bactéricides prononcées ;

8° Action dévolue plus spécialement aux rayons lumineux sur les globules rouges du sang, dont le nombre augmente ainsi que leur pouvoir d'oxygénation.

La chaleur radiante lumineuse est la médication par excellence de la douleur dans toutes les affections d'origine rhumatismale ou goutteuse et dans les traumatismes sans plaie des membres, contusions, entorses, luxations, etc.

Elle est particulièrement indiquée dans la goutte aiguë ou chronique, le rhumatisme chronique articulaire ou musculaire, les phlébites, le rhumatisme blennorrhagique et l'arthrite sénile. On a obtenu des guérisons dans le rhumatisme déformant (rheumatoïd arthritis des Anglais) pris au début ; à une période plus avancée, en combinant le traitement avec la rupture brusque ou mieux graduelle des adhérences et les mouvements méthodiques, une amélioration durable se produit tant au point de vue fonctionnel des articulations atteintes que dans l'état général du malade.

Dans les raideurs articulaires, les suites de fractures et de luxations, le rétablissement des mouvements devient très rapide.

Les résultats sont contradictoires dans les sciatiques. La transpiration abondante occasionnée par les bains Dowsing en rend l'application utile dans certains cas de néphrite.

Enfin, parmi les affections générales, la diathèse arthritique, l'obésité, l'anémie et la débilité générale sont heureusement influencées par l'action de la chaleur radiante lumineuse.

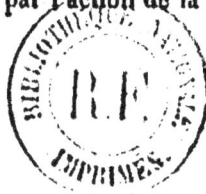

TABLE DES MATIÈRES

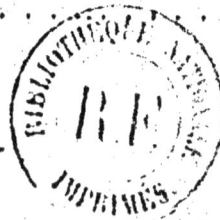

IMPRIMERIE CHAIX, RUE BERGÈRE, 20, PARIS. — 6262-3-01. — (Encre Lorilleux).

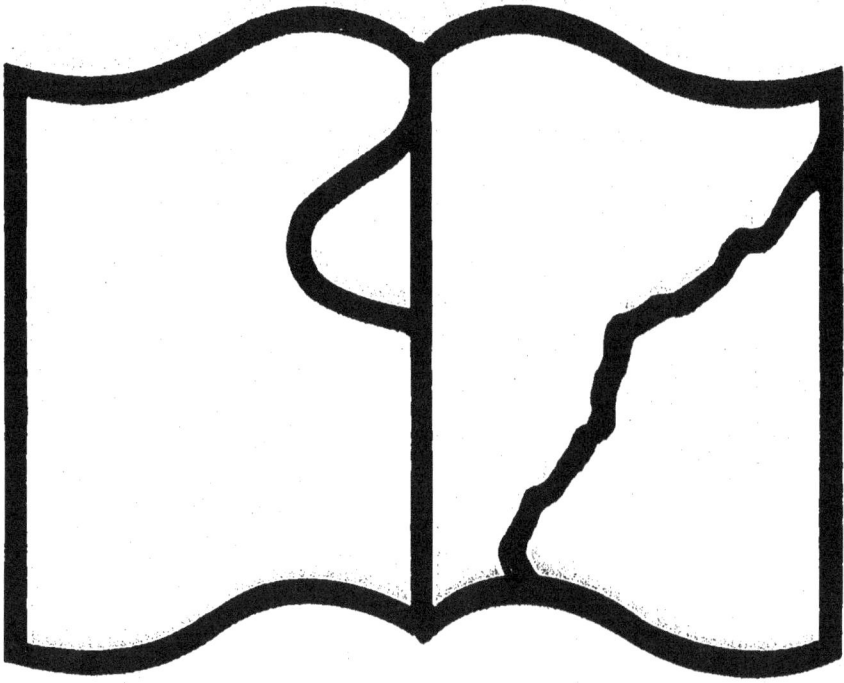

Texte détérioré — reliure défectueuse

NF Z 43-120-11

www.ingramcontent.com/pod-product-compliance
Lightning Source LLC
Chambersburg PA
CBHW050526210326
41520CB00012B/2461